PROGRAMME DES CONFÉRENCES

SUR LA

CHIRURGIE SOUS-CUTANÉE,

OUVERTES A L'HÔPITAL DES ENFANS, LE 22 MAI 1844;

PAR

LE DOCTEUR JULES GUÉRIN,

Membre de l'Académie de médecine,
Directeur de l'Institut orthopédique de la Muette, chargé du service spécial des difformités
à l'Hôpital des Enfans malades de Paris.

PARIS.

AU BUREAU DE LA GAZETTE MÉDICALE,

RUE NEUVE-RACINE, 16, PRÈS DE L'ODÉON.

1844.

PROGRAMME DES CONFÉRENCES

sur

LA CHIRURGIE SOUS-CUTANÉE.

PROGRAMME DES CONFÉRENCES

SUR LA

CHIRURGIE SOUS-CUTANÉE,

OUVERTES A L'HÔPITAL DES ENFANS, LE 22 MAI 1844;

PAR

LE DOCTEUR JULES GUÉRIN,

Membre de l'Académie de médecine,
Directeur de l'Institut orthopédique de la Muette, chargé du service spécial des difformités
à l'Hôpital des Enfans malades de Paris.

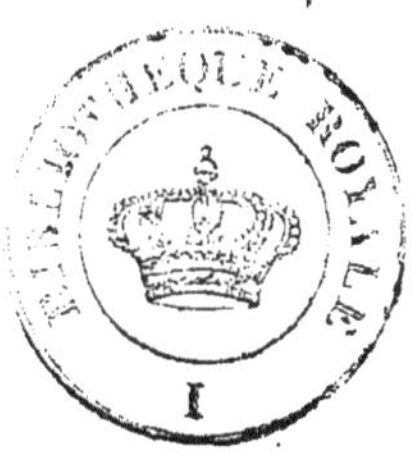

PARIS.

AU BUREAU DE LA GAZETTE MÉDICALE,

RUE NEUVE-RACINE, 16, PRÈS DE L'ODÉON.

1844.

IMPRIMERIE ET LITHOGRAPHIE DE FÉLIX MALTESTE ET Cᵉ,
Rue des Deux-Portes-St-Sauveur, 18.

PROGRAMME DES CONFÉRENCES

SUR

LA CHIRURGIE SOUS-CUTANÉE.

Pendant les années 1835, 1836 et 1837, un certain nombre de chirurgiens, parmi lesquels nous croyons pouvoir nous compter, avaient fait sous la peau la section du tendon d'Achille pour remédier au pied-bot. Cette opération, pratiquée suivant des procédés qui variaient presque avec chaque opérateur, préoccupait beaucoup plus à cause de son utilité thérapeutique que pour son importance physiologique. On était surtout frappé de la facilité merveilleuse, dans certains cas, avec laquelle la section du tendon d'Achille produisait le redressement du pied. Cependant un résultat d'un ordre bien plus élevé, fourni par les circonstances pathologiques de l'opération, passait inaperçu. Presque tous les chirurgiens avaient remarqué que les plaies résultant de la section du tendon se cicatrisaient promptement; mais tous attribuaient ce résultat à la nature du tissu divisé, ou bien à la petitesse des ouvertures de la peau. Les tendons s'enflamment difficilement, et les plaies se cicatrisent d'autant plus vite, toutes choses égales d'ailleurs, qu'elles sont plus étroites. Imbu de ces idées, on ne voyait dans la bénignité des phénomènes de cicatrisation accompagnant la section des tendons sous la peau qu'une question de degré. Tout le monde le pensait, et les hommes les plus experts de la pratique le déclaraient explicitement. Cependant bon nombre avaient vu survenir, dans quelques cas, des érysipèles, des phlegmons, des abcès, enfin tout l'appareil de l'inflammation suppurative. Cette diversité de résultats aurait pu frapper autrement qu'elle ne l'avait fait et avertir d'une réciproque diversité de causes. Mais le contraire eut lieu. L'existence dans un certain nombre de cas d'accidens inflammatoires portés au plus haut degré ne fit que confirmer dans l'idée d'un amoindrissement des mêmes accidens, là où cette intensité n'existait pas; et pour tout le monde la différence entre des résultats si opposés, tenait à des circonstances de localité, d'âge, de tempérament, de constitution, etc. L'examen attentif des faits ne me parut pas pouvoir se concilier avec cette doctrine. Conduit par instinct à opérer d'une manière un peu différente des autres, j'avais aussi des résultats différens. Jamais, sur un nombre déjà considérable de sections de tendons, je n'avais vu survenir d'inflammation suppurative. Et pourtant j'avais opéré à tous les âges, dans toutes les conditions, à l'hôpital, en ville, sur des pauvres, sur des riches, sur des sujets pléthoriques, nerveux, lymphatiques, scrofuleux. Je crus donc devoir chercher ailleurs la cause de cette différence entre la pratique des autres et la mienne, et ie fus conduit à cette série d'idées :

1° Que la cicatrisation immédiate des plaies ténotomiques s'effectue sans le secours de l'inflammation et à l'aide de phénomènes d'un ordre tout particulier, que j'appelle l'*organisation immédiate.*

2° Que cette immunité des plaies ténotomiques et cette organisation immédiate des parties divisées sous la peau sont dues à l'absence du contact de l'air.

Si nous nous en étions tenu à cette idée comme vue spéculative, on aurait pu la contester, et elle aurait subi le sort de toutes les opinions qui s'entrechoquent et se contredisent depuis que la science existe. En

effet, l'idée de faire jouer un rôle à l'air dans le développement des phénomènes inflammatoires n'est pas nouvelle; mais l'opinion contraire est
aussi ancienne. Par conséquent, à une affirmation très peu nouvelle, on
aurait répondu par une négation qui ne l'est pas davantage. Pour sortir
de cet impasse, je conçus un plan d'expériences qui devaient avoir pour
résultat de prouver tout à la fois : 1° que ce n'est pas au tissu tendineux
qu'il faut attribuer l'absence d'inflammation suppurative dans des plaies
ténotomiques, mais au défaut de communication de ces plaies avec l'air;
2° que tous les tissus de l'économie, divisés sous la peau, et avec les pré-
cautions qui garantissent les plaies tendineuses de suppuration, parti-
cipent à la même immunité. Plusieurs séries d'expériences me condui-
sirent à ce double résultat. Dans les unes, je montrai que les muscles, les
aponévroses, le tissu cellulaire, les artères, les veines, les nerfs, et jusqu'aux os, divisés sous la peau, ont la propriété, comme les tendons, de
s'organiser immédiatement, sans passer par l'inflammation suppurative.
Dans les autres, je montrai que les plaies tendineuses, aussi bien que les
autres plaies maintenues en communication avec l'air extérieur, s'enflamment et suppurent.

Ce premier point résolu, je passai à un second.

Mes expériences m'avaient montré que des épanchemens considérables
de sang artériel ou veineux, formés sous la peau, se résorbaient dans
le plus grand nombre des cas, ou se transformaient, ou même restaient
sous la peau, sans manifester le moindre phénomène de réaction. Je
crus que la loi qui présidait à l'organisation immédiate des tissus était la
même pour les collections de liquide et les cavités qui les renferment.
Je ne vis d'autres différences entre ces deux ordres de conditions que
celles du plus au moins, du petit au grand. A cet égard, comme à
beaucoup d'autres, les tissus peuvent être considérés comme une agglo-
mération de petites cavités remplies de liquides : le tissu cellulaire surtout,
tissu dont les organes, les cavités ne sont à mes yeux que de simples
transformations ou ampliations. Je fis des expériences dans cette seconde
direction. J'ouvris alternativement, sous la peau et directement, les cavités articulaires, la poitrine, l'abdomen; je tins tour à tour fermées et en

communication avec l'air extérieur des collections de sang ou de sérosité épanchées, et je vis qu'à l'égard des cavités ou des liquides qu'elles peuvent renfermer, comme à l'égard des tissus, l'absence des accidens ou la production de l'inflammation suppurative tenait à leur occlusion ou à leur communication avec l'air extérieur. Je n'ai pas dit, comme on me l'a fait dire sans nul fondement, que l'inflammation suppurative résulte du contact passager ou de la présence de quelques bulles d'air ; mais elle résulte de la communication permanente des plaies avec l'air extérieur. On le remarquera, ce n'est pas le moment d'entrer dans les détails de toutes ces expériences ; elles ne doivent être rappelées ici qu'en vue de leur but et de leurs résultats les plus généraux. Je ne fais que rappeler aussi, dans les mêmes intentions, une foule de faits pathologiques provoqués ou spontanés, qui étaient restés jusque-là sans signification dans la science, et qui sont venus compléter les données fournies par l'expérimentation sur les animaux. Telles sont les luxations, les fractures, et toutes les lésions sans déchirure des tégumens, dont la guérison rapide contraste d'une manière si frappante avec les accidens dont les mêmes lésions avec déchirure de la peau sont si souvent compliquées. Telles sont encore les anciennes collections de liquide, les abcès, les épanchemens, qui restent si longtemps indolens tant qu'on ne les ouvre pas, et dont la marche change si rapidement dès qu'ils sont mis en communication avec l'air.

De ces différens ordres de faits, je conclus que la chirurgie générale pourrait profiter de l'immunité propre à la ténotomie sous-cutanée. Je conçus donc l'idée d'exécuter sous la peau une foule d'opérations faites ordinairement à découvert, et bientôt je réalisai, seul ou avec le concours d'autres chirurgiens, un certain nombre d'applications de mes idées. Dèslors, la méthode sous-cutanée me parut scientifiquement constituée et pouvoir être définie comme il suit :

Au *point de vue scientifique*, la connaissance et la généralisation de ce fait, à savoir : que toutes les plaies pratiquées sous la peau et maintenues hors du contact de l'air ne s'enflamment ni ne suppurent, et s'organisent immédiatement. Voilà le principe de la méthode, voilà sa base.

Au *point de vue pratique*, l'ensemble des opérations faites sous la peau, dans le but, et avec les moyens de prévenir l'inflammation suppurative.

La méthode sous-cutanée a donc des principes, des règles et des applications qui lui sont propres. De là, pour l'exposition de cette méthode :

1° Une partie théorique ;

2° Une partie pratique ;

C'est-à-dire la science et l'art de la méthode.

Telle sera l'économie la plus générale de cet enseignement.

Nous allons chercher à donner une idée du nombre, de l'étendue et de l'importance des questions qu'il comprendra à ces deux points de vue, et de l'ordre suivant lequel ces questions seront traitées.

§ I. — Partie scientifique.

Et d'abord, disons sommairement en quoi consistera cette partie.

Le fait, avons-nous dit, qui sert de base à la méthode sous-cutanée, c'est l'innocuité de toutes les plaies faites sous la peau suivant les règles de la méthode, l'*organisation immédiate* des tissus divisés, et l'inaltérabilité des liquides épanchés.

Ce fait général, décomposé dans les différens élémens qui le constituent, offre à considérer les plaies sous-cutanées :

1° Du tissu cellulaire ;

2° Des tendons ;

3° Des aponévroses ;

4° Des muscles ;

5° Des ligamens ;

6° Des artères ;

7° Des veines ;

8° Des vaisseaux lymphatiques ;

9° Des nerfs ;

10° Des cartilages ;

11° Des os ;

C'est-à-dire de tous les tissus de l'économie.

Puis les plaies sous-cutanées :

1° Des articulations ;

2° De la poitrine ;

3° De l'abdomen ;

4° Du crâne ;

5° De l'orbite ;

6° De l'œil ;

C'est-à-dire de toutes les cavités.

Puis l'étude de ces plaies dans leurs rapports :

1° Avec le sang *artériel* et *veineux ;*

2" Avec la *sérosité ;*

3° Avec la *lymphe ;*

4° Avec la *synovie ;*

5° Avec le *pus,* etc. ;

En un mot, avec tous les fluides de l'économie.

Après avoir établi que toutes les plaies sous-cutanées se comportent en résumé de la même manière au point de vue de leur innocuité absolue, il convenait d'aborder l'étude anatomique des phénomènes différentiels propres à chacune d'elles. Les plaies des tendons ne présentent pas absolument les mêmes particularités matérielles que celles des muscles, cell s des artères les mêmes que celles des nerfs, des os, etc. S'il y a pour l'organisation réparatrice de tous les tissus des phases, des apparences et des moyens communs à tous, il y en a aussi qui sont propres à chacun d'eux. Cette unité dans la diversité, et cette diversité dans l'unité, ne font qu'ajouter à l'intérêt de ce curieux problème.

Voilà pour les tissus.

Que se passe-t-il dans les plaies sous-cutanées des cavités avec épanchement, sans épanchement de liquide ? Quels sont les phénomènes matériels de leur occlusion ?

Quant aux liquides, que deviennent-ils ? Quels changemens appréciables de couleur, de consistance, d'organisation, subissent-ils ? Nous ajouterions quels changemens chimiques, si la science était plus avancée, et si nos études nous avaient préparé à ce complément de nos recherches.

La question physiologique n'est pas moins importante que la question anatomique. En effet, si de la constatation purement matérielle des faits nous passons à l'étude de leur mécanisme, de leur cause, de leur signification, combien le champ des investigations s'agrandit encore !

Relativement à l'essence de la cicatrisation sous-cutanée, est-ce bien l'organisation immédiate des tissus, et non l'inflammation, un de ses modes et un de ses produits ? Qu'est-ce que cette organisation ? Quels en sont les caractères, les lois, les causes ? Ces caractères, ces lois, ces causes diffèrent-ils, ou sont-ils les mêmes pour chaque tissu ? Dans quelles proportions, suivant quelles périodes, et à quelles conditions ces dissemblances ou ces ressemblances existent-elles ? Le mécanisme de réunion, de reproduction, est-il le même pour les tendons, les muscles, les os, etc. ? Quelle est l'influence des liquides épanchés dans les plaies, dans les cavités ? Quels sont ceux de ces liquides qui sont antipathiques à l'organisation, qui en troublent ou arrêtent l'exécution ? Quelle différence à cet égard entre le sang artériel et le sang veineux, la sérosité, la lymphe, la synovie, le pus, la bile, l'urine, le chyle, les fèces, en un mot, les matières normales ou anormales de l'économie ? Quelles sont celles dont la présence est toujours un obstacle à l'organisation immédiate des parties, celles qui ont besoin d'être consécutivement altérées pour entraver ce travail ?

Et, à l'égard de ces altérations, sommes-nous bien fondé à attribuer la principale, la plus importante, la plus générale, à l'air ? Est-ce bien au contact permanent de ce fluide qu'il faut attribuer la production de l'inflammation suppurative ? Jusqu'où ce contact est-il nécessaire, indispensable ? Est-ce par son action sur les tissus ou sur les liquides qu'il détermine ce système d'altérations ? par son influence physique, chimique, ou vitale ? Le seul énoncé de ces questions en montre toute l'étendue et toute la difficulté. En les soulevant, nous n'avons pas eu la prétention de les résoudre toutes ; il en est qui ne le seront peut-être jamais complètement. Mais voici celles que nous avons abordées, et voici comment nous avons préparé, si ce n'est obtenu, leur solution.

Nous avons tour à tour étudié analytiquement l'action de l'air sur les tissus et les liquides animaux, c'est-à-dire les différens élémens dont l'atmosphère se compose, l'*oxigène*, l'*hydrogène*, l'*azote*, l'*acide carbonique*, l'*ammoniaque*, par rapport aux solides et aux liquides de l'économie. On comprend bien la nature et les limites de la tâche que nous nous sommes imposée. Cette tâche et ces limites étaient toutes tracées par le fait fondamental de la méthode ; à savoir, l'organisation immédiate, en regard de l'inflammation suppurative. Aussi, en étudiant l'action de l'oxigène ou de l'azote sur le sang ou le pus, nous n'avons pas eu à nous préoccuper des changemens chimiques produits par la présence de ces gaz, mais des altérations capables d'empêcher le travail d'organisation immédiate, et de provoquer l'inflammation suppurative. Cependant, si nous avons pu laisser de côté l'action chimique proprement dite, nous avons eu égard aux principales conditions physiques qui l'accompagnent, telles que la température et le degré de pression. Ces deux conditions sont tellement importantes dans l'exercice des fonctions, que nous n'avons pas cru pouvoir en négliger l'étude. Elles nous ont conduit d'ailleurs à examiner jusqu'à quel point l'action temporaire de l'air et d'une certaine quantité d'air peut nuire, et à distinguer son rôle mécanique de son action chimique.

Tel est le problème scientifique que nous avons agité. Est-il nécessaire d'en montrer la fécondité au point de vue le plus général de la science et de l'art?

Au point de vue de la science, on a devant les yeux un travail réparateur, reproducteur, dans lequel on peut suivre les diverses transformations de la matière organique, épier et surprendre peut-être les conditions suivant lesquelles cette transformation s'effectue. Est-il vrai, comme nous le pensons, que toute reproduction de tissu offre d'abord et à un certain point de vue, pendant le travail d'organisation sous-cutanée, la répétition de ce qui se passe dans l'organisation primitive chez le fœtus? Est-il vrai que, dans la série de ces transformations successives, le tissu nouveau prend graduellement les caractères du tissu auquel il appartient, sous la double influence d'une nutrition qui se spécialise par voie de continuité, et sous l'influence de l'exécution fonctionnelle propre à laquelle il participe? Il suffit d'indiquer à ce point de vue les plaies des tendons, des muscles, des vaisseaux et des nerfs, pour montrer tout l'intérêt qui s'attache à une pareille étude.

En ce qui concerne l'art, on a une donnée toute nouvelle pour la solution du problème si important de la cicatrisation des plaies. Si nous ne nous sommes pas abusé, la cicatrisation des plaies sous-cutanées offre immédiatement le mode terminal de la cicatrisation des plaies extérieures : c'est la cicatrisation à l'air libre, moins ses préliminaires, moins l'inflammation suppurative. Or, la conséquence immédiate de cette idée, c'est qu'en soustrayant les plaies ordinaires aux influences qui retardent leur cicatrisation, en les ramenant à la condition des plaies sous-cutanées, on leur en procure tous les avantages. Ce dernier résultat, lorsqu'il sera atteint (et nous ne désespérons pas d'y arriver) suffira à lui seul pour légitimer l'importance que nous attachons au côté scientifique de notre sujet.

§ II. — Partie pratique.

La partie scientifique dont nous venons d'indiquer le sommaire pourrait être considérée par certains esprits comme le programme de recherches curieuses, intéressantes au point de vue purement spéculatif; car tout ce qui, dans notre science, ne se résout pas immédiatement en applications pratiques, en monnaie effective, semble n'être que d'une utilité fort douteuse. Cependant il n'en devrait pas être ainsi; il ne faut pas démonétiser les idées. L'or de la gangue n'est sans valeur que pour ceux qui ne savent pas le reconnaître, le mettre en œuvre, ou qui en ignorent les usages. Heureusement qu'outre ses vues spéculatives et scientifiques, la méthode sous-cutanée peut offrir immédiatement des résultats pratiques complets. Et ceux qu'elle n'a pas encore réalisés tout à fait pourront être essayés ou attendus sans trop de défiance, eu égard à ceux qu'elle a déjà produits. Mais avant de faire connaître ces derniers, il n'est pas inutile de montrer leur rapport de connexion indispensable avec les données purement scientifiques. Or,

nous le disons d'avance, celui qui voudra comprendre et appliquer avec
fruit la méthode sous-cutanée, même au point de vue le plus matériel de
ses usages, ne doit pas s'attendre à y réussir s'il n'est pas initié aux moindres particularités de ses bases scientifiques. Pour nous, l'art c'est la
science retournée. On ne se préoccupe pas assez de cette vérité qui est
applicable à toutes les branches de l'art. La pratique détachée de la
science ne prend de cette dernière que ses conclusions arbitraires, son
dernier mot, ce qu'il y a en elle d'absolu et de facile en apparence, mais
elle n'en prend réellement que la lettre morte et stérile. L'usage empirique
et vulgaire d'une chose trahit presque toujours celui qui s'en sert sans la
comprendre, et l'inconvénient qui en résulte n'est pas seulement un mé-
compte pour l'artiste, mais un discrédit pour l'art. Je ne puis résister à
citer un exemple, et un exemple bien concluant. L'opération du strabisme
est sans contredit la plus brillante et la plus certaine des applications de
la myotomie. Elle justifie au plus haut degré les inductions de la théorie,
et réalise de la manière la plus parfaite les promesses de la méthode.
Qu'est-il arrivé pourtant? c'est que la méthode, vulgarisée dans ce qu'elle
a de plus usuel, de plus matériel, et en apparence de plus facile, a pro-
duit d'immenses déceptions. On a supposé qu'il suffisait de couper toujours des muscles dans le strabisme, de les couper de la même manière
et d'une manière qui n'était peut-être pas la meilleure, de les couper dans
tous les cas, chez tous les sujets, et à tous les degrés. Et qu'est-il advenu?
C'est qu'on a recueilli les tristes fruits de cet arbitraire. A côté de quelques
succès incomplets on a eu d'innombrables revers; et les revers, multi-
pliés en raison du nombre toujours croissant de ceux qui ont pratiqué
l'opération sans la connaître scientifiquement, c'est-à-dire sans connaître
ses préliminaires, ses principes, ses règles, ont fini par déconsidérer
l'opération elle-même. Demandez aux personnes du monde, aux médecins
eux-mêmes, ce qu'il faut penser de la cure du strabisme, tous vous diront
que c'est une déception. Il y a plus : si, parmi les hommes voués labo-
rieusement et consciencieusement à l'étude scientifique et pratique de la
matière, il en est qui ont réussi souvent, presque toujours, là où l'empirisme improvisé a souvent ou presque toujours échoué, l'empirisme ac-

cuse la science d'exagération, d'imposture même, et au besoin il appelle en témoignage ses propres désastres aussi incontestables qu'incontestés.

L'art de la méthode sous-cutanée sans la science de cette méthode ne peut donc pas conduire très loin ; ce sont les règles sans les principes ; c'est l'empirisme, c'est la routine, c'est ce qu'il y a de plus étroit et de moins sûr. Le principe de la méthode sous-cutanée, nous l'avons dit, c'est le fait de l'organisation immédiate des tissus soustraits à l'air. Le but de l'art est tout tracé par ce principe. Ses efforts doivent tendre à empêcher les plaies de communiquer avec l'extérieur, et ses moyens d'exécution devront être réglés en vue de ce principe. Nous aurons donc à abstraire de nos recherches scientifiques les principes et les règles de la méthode pour rendre l'art adéquat à la science. Mais de même qu'on verra les phénomènes de l'organisation immédiate varier pour chaque tissu, pour chaque application du fait, le fait restant le même au fond, de même on verra les règles particulières propres à chaque application de la méthode varier en vertu des nécessités de circonstances, à travers lesquelles elle devra poursuivre son but fondamental. L'exposition didactique des règles les plus générales de la méthode, sera donc suivie de celle des règles propres à chacune de ses applications, c'est-à-dire de l'histoire même de ces applications.

Bon nombre des applications de la méthode sous-cutanée peuvent être indiquées immédiatement ; elles se rapportent à deux ordres principaux : aux *sections* et aux *ponctions*, c'est-à-dire aux opérations faites sur les tissus, et à celles faites sur les collections de liquides. Cette division répond, comme on le voit, à la division même établie pour l'étude scientifique du sujet, aux plaies sous-cutanées des *tissus* et à celles des *cavités* ; ou bien encore à la considération du fait de la *non inflammation* des tissus divisés, et à l'*inaltérabilité* des liquides atteints.

Parmi les applications de la première catégorie, et en suivant l'ordre anatomique, je citerai :

PEAU. — Le décollement de la peau dans les cas d'adhérences ou de cicatrices vicieuses.

Tendons. — 1° La section des tendons pour les difformités; 2° la section des tendons pour faciliter la réduction des luxations anciennes, des luxations et des fractures récentes.

Aponévroses. — 1° La section des aponévroses comme moyen orthopédique; 2° comme moyen de débridement dans les engorgemens ou épanchemens inflammatoires.

Muscles. — 1° La section des muscles comme moyen orthopédique; 2° comme moyen de favoriser la réduction des luxations ou des fractures récentes; 3° à un point de vue plus spécial, l'opération de la hernie étranglée; 4° celle pour la cure radicale de la hernie réductible; 5° la section du sphincter à l'anus dans les cas de fissure; 6° la cautérisation sous-cutanée des muscles comme moyen de contracture artificielle.

Ligamens. — 1° La section des ligamens comme moyen orthopédique; 2° comme moyen de favoriser la réduction de certaines luxations ou fractures récentes; 3° la cautérisation ou caléfaction des ligamens comme moyen de les raccourcir et de les raffermir.

Artères. — 1° La scarification sous-cutanée ou la cautérisation de certaines tumeurs fongueuses; 2° l'oblitération des artères par section, scarification ou piqûres; 3° leur ligature sous-cutanée.

Veines. — 1° La section et la scarification sous-cutanée des veines dans les varices et les différentes variétés de cette affection; 2° la ligature des veines.

Vaisseaux et ganglions lymphatiques. — Sections des vaisseaux comme traitement abortif dans les bubons; sections et scarifications des ganglions anciennement tuméfiés.

Nerfs. — 1° La section sous-cutanée des troncs ou rameaux nerveux dans les névralgies; 2° la scarification sous-cutanée des filets nerveux dans les cas de douleurs vives sous la peau; 3° la cautérisation ou la caléfaction sous-cutanée de certains nerfs dans quelques affections, comme les arthralgies ou autres états pathologiques analogues.

Cartilages. — La symphyséotomie sous-cutanée.

Os. — 1° L'ablation sous-cutanée de petites exostoses; 2° les fractures.

sous-cutanées pour remédier à certaines difformités par cals vicieux ; 3° l'extraction d'esquilles, et la résection d'extrémités très aiguës des fragmens, qui, dans les fractures récentes, menacent de se faire jour à travers la peau ; 4° scarifications des surfaces et des extrémités osseuses tuméfiées, engorgées ; 5° cautérisation ou caléfaction des mêmes surfaces; 6° extirpation de tumeurs osseuses.

Parmi les applications de la seconde catégorie, je citerai :

1° La ponction et l'incision sous-cutanée de tumeurs phlegmoneuses commençantes, dans le but de faire avorter le développement de ces tumeurs.

2° La ponction et l'évacuation des loupes mélicéris avec scarification du kyste.

Ces applications sont en quelque façon d'une catégorie intermédiaire aux deux principales; elles marquent le passage des opérations sur les solides et sur les liquides.

3° La ponction et l'évacuation sous-cutanée des abcès froids.

4° La ponction et l'évacuation des abcès par congestion.

5° La ponction et l'évacuation des tumeurs hématiques, des collections séreuses qui se forment, ou à la suite des opérations sous-cutanées, ou à la suite de fortes contusions; et spécialement les céphalématomes.

6° La ponction et l'évacuation des hydarthroses.

7° La ponction, l'évacuation et les scarifications des kystes synoviaux et autres tumeurs articulaires.

8° L'extraction des corps étrangers des articulations.

9° La cure radicale des hydrocèles et des hématocèles.

10° La ponction du crâne dans l'hydrocéphale.

11° La ponction et l'évacuation des tumeurs hydro-rachiques chez les nouveau-nés.

12° L'opération de la cataracte et autres opérations sur l'œil.

13° L'opération de l'empyème, et la ponction du péricarde.

14° La ponction et l'évacuation des tumeurs du foie, des ovaires et autres kystes abdominaux.

15° Enfin une foule d'autres opérations qui ne peuvent s'exécuter

'ter ni par section ni par ponction proprement dites, mais qui peuvent néanmoins être ramenées jusqu'à un certain point à la condition principale de la méthode, et bénéficier proportionnellement de ses avantages. Au nombre de ces applications, je citerai l'opération césarienne; on verra plus tard que, quelque étonnement que doive provoquer cette prétention, elle n'est cependant pas sans quelque fondement.

Tel est le programme de la partie pratique de ces conférences. De plus grands développemens seraient indispensables pour établir la possibilité et l'efficacité de ses applications. Ce n'est pas le moment. Il ne nous reste plus qu'à faire connaître comment nous procéderons, quelle méthode nous suivrons pour exposer, discuter et prouver les différens points scientifiques et pratiques qui composeront cet enseignement.

§ III. — Méthode et plan d'exposition.

L'étude de chacune des questions agitées dans ces conférences comprendra :

1° *Un court exposé historique;*
2° *Une description didactique;*
3° *Une démonstration expérimentale ou clinique.*

Quelques développemens diront tout ce que nous comptons faire par là, et montreront l'utilité de la marche que nous suivrons.

1° HISTORIQUE. Quelque nouvelle que soit une chose, elle ne peut l'être à ce point qu'elle n'ait ses racines, ses rudimens dans la science. Ses préliminaires n'ont souvent avec elle que des rapports très éloignés, et moins réels qu'apparens. Sans rien préjuger de ce qu'il en peut être à cet égard pour la méthode sous-cutanée, elle est soumise de loin ou de près à la même loi; il importera donc de tenir compte des faits, des traditions, des moindres opinions qui s'y rapportent dans le passé de la science. Cela importe pour la méthode envisagée à son point de vue le plus général comme pour ses diverses applications, pour son côté scientifique comme pour son côté pratique. L'utilité de cette manière de faire paraîtrait n'avoir pas besoin d'être démontrée; c'est une habitude d'instinct à laquelle tout le monde semble revenir aujourd'hui ; sa grande généralité est une assez bonne preuve de son utilité. Quelques motifs particuliers cependant doivent faire attacher du prix à une connaissance précise des élémens historiques de chaque question. Nous nous bornerons à citer les deux suivans.

Le premier est que le défaut de détermination rigoureuse de ce qui a été tenté précédemment dans une voie nouvelle expose à des méprises, toutes au détriment de la science et du savant. Une expérience, une méthode, un procédé, sont supposés avoir de l'analogie avec une expérience, une méthode ou un procédé qui ont échoué précédemment. Cela suffit pour discréditer d'avance l'innovation, qu'on croit et qu'on dit n'être que la répétition d'une tentative infructueuse. Ce motif d'opposition vient tout naturellement en aide à celle qui paraît difficilement séparable de chaque pas nouveau dans la carrière de la vérité. La science en subit le premier inconvénient ; tant que la méprise ou l'équivoque dure, l'innovation est tenue en quarantaine. Puis vient le contrecoup sur le savant : la prétention de retrouver dans une erreur du passé la vérité du présent, le dépouille deux fois ; il n'a pas inventé, et il n'a reproduit qu'une erreur. Quelque petit que soit l'intérêt du savant en regard de l'intérêt de la science, c'est toujours un intérêt quelconque qui ajoute à l'utilité de bonnes déterminations historiques. Mais le plus puissant motif est le suivant.

Un des principaux objets de la science, c'est la classification de ses acquisitions. Or ce but ne peut être rempli qu'à l'aide d'une connaissance exacte et précise de ses matériaux : toute question a les siens, et si l'on ne prend pas soin, à propos de chaque addition ou correction à ses élémens, de marquer nettement les ressemblances et les différences, le point de départ et d'arrivée, on s'expose à une confusion dont les exemples ne manquent pas, et dont on peut se dispenser d'indiquer ici les conséquences.

Favoriser l'avènement du progrès, protéger les droits de la science et du savant, préparer une bonne détermination et classification des matériaux de la science, voilà donc des motifs sérieux pour autoriser sinon commander la recherche et l'exposition méthodique des préliminaires.

historiques de chaque question. Il y en a bien d'autres qui ressortiront d'eux-mêmes lors de la mise en œuvre de cette première partie de notre plan.

2° EXPOSITION DIDACTIQUE. Ainsi que nous la comprenons, cette exposition doit être la moitié de la preuve à laquelle est assujetti le savant. Il doit dire ce qu'il fait, comment il fait, pour donner ainsi aux autres le moyen de contrôler, en le répétant, ce qu'il dit et fait. Ce but oblige à une exactitude et à une précision qui doit s'étendre aux moindres détails et particularités de la question. Aujourd'hui plus peut-être qu'à aucune époque de la science, on est disposé à nier les choses qu'on ne veut pas admettre ; c'est un moyen facile et expéditif de faire justice de ce qui offusque. Il convient donc de rétrécir le plus possible la source des prétextes. Ceux qui ont besoin de trouver les autres en défaut ont bien assez de chances de méprise dans les sentimens qui les dirigent pour ne pas y ajouter par l'insuffisance ou l'équivoque des descriptions. Nous ferons donc tous nos efforts pour que les nôtres soient méthodiques, claires, et aussi détaillées que l'exigera le sujet.

3° DÉMONSTRATION EXPÉRIMENTALE OU CLINIQUE.— Cette partie est le complément indispensable et naturel des deux précédentes. Chaque exposition dogmatique sera suivie d'applications sur le cadavre, d'expériences sur les animaux ou d'opérations sur le vivant. Et comme preuve décisive de la possibilité et de la valeur des applications réalisées, nous ferons voir, autant que possible, les malades sur lesquels elles l'auront été. Il serait superflu d'insister autrement sur l'utilité de ce triple moyen d'assurer l'autorité de nos principes et de nos assertions.

Tel est le programme des faits et des idées que nous nous proposons d'exposer dans ces conférences. Si les développemens dans lesquels nous sommes entré n'ont pas trop obscurci notre point de départ, les questions scientifiques et pratiques que nous comptons agiter, et la méthode d'exposition et de démonstration que nous voulons employer, on a pu se convaincre que nos efforts tendront incessamment :

Au *point de vue scientifique,* à établir un fait nouveau, à en préciser les lois, à en déterminer la cause, et à étudier ce fait dans ses conséquences les plus générales : ce fait, *c'est l'organisation immédiate des plaies sous-cutanées ;*

Et au *point de vue pratique,* à établir les principes et les règles d'une méthode, dont le but constant est de placer sous la peau et d'affranchir de l'inflammation suppurative le plus grand nombre possible des opérations de la chirurgie.